AF498987

HYGIÈNE SOCIALE

L'ALIMENTATION RATIONNELLE

CONFÉRENCE

PAR

LE PROFESSEUR L. LANDOUZY

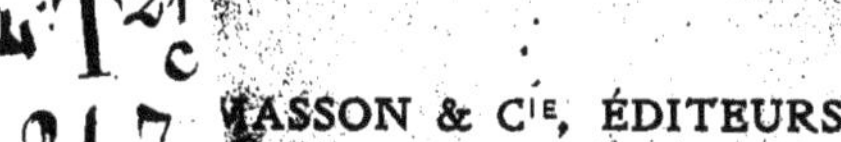

MASSON & Cie, ÉDITEURS

Prix : 2 francs

L'ALIMENTATION RATIONNELLE

HYGIÈNE SOCIALE

L'ALIMENTATION RATIONNELLE

PAR

LE PROFESSEUR L. LANDOUZY

Conférence faite à la Sorbonne, Mars 1908

PARIS
MASSON ET CIE, ÉDITEURS

L'ALIMENTATION RATIONNELLE[1]

MESDAMES, MESSIEURS,

Sous ce titre, l'ALIMENTATION RATIONNELLE, je me propose d'étudier avec vous la manière de nous bien nourrir, entendant que la manière de nous alimenter nous soit enseignée par la Physiologie et non par la Gastronomie.

Je voudrais vous faire toucher du doigt tous les avantages que nous trouverons à ce que l'alimentation humaine, de routinière qu'elle demeure partout, devienne, beaucoup par votre aide, Mesdames, une science et un art.

Tandis qu'il est un art et une science de cultiver les jardins; une science et un art de construire les maisons ; une science du vêtement et un art de la parure; une science d'élever les poules et les lapins; une science et un art du sublime chauffeur et du parfait mécanicien, l'empirisme gouverne les habitudes alimentaires des hommes, qui, pour se nourrir, n'ont d'autre guide que l'appétit, la routine leur tenant lieu de règle.

Aussi, voudrais-je que notre alimentation, pour le moins

1. Conférence faite à la Sorbonne, le jeudi soir 12 mars 1908, sous le patronage de la *Société des Amis de l'Université*, sous la présidence de M. Liard, Vice-Recteur de l'Académie de Paris, assisté de M. le Professeur Lyon-Caen, Doyen de la Faculté de Droit, vice-président du Conseil de l'Université ; de M. le Professeur Dieulafoy, membre du Conseil de l'Université ; de MM. de la Personne, Blanchard, Roger, Professeurs de la Faculté de Médecine de l'Université de Paris.

ordonnancée chaque jour sous vos yeux, Mesdames, se déterminât par des raisons que la Raison connaîtrait.

En cet entretien, je vous montrerai : combien, tous tant que nous sommes — pour nous alimenter rationnellement, — nous avons besoin d'être éduqués; pourquoi et comment ceux d'entre nous qui savent ont le devoir de renseigner et d'instruire ceux qui ignorent.

Ce préambule, plutôt sévère, vous dit assez que, ce soir, mes préoccupations différeront de celles qui, à l'hôpital et en d'autres amphithéâtres, m'animent quand j'enseigne *la diététique*, c'est-à-dire la science et l'art des régimes appropriés aux gens bien portants, comme aux délicats, aux malades, aux convalescents.

C'est assez vous dire que mes préoccupations iront ailleurs qu'à la mode et au snobisme qui gouvernent certaines tables : c'est assez vous laisser deviner, que je n'aurai cure ni de l'appétit vorace des gourmands qui leur vient en mangeant; non plus que des caprices des gourmets, au demeurant gens d'humeur aimable et spirituelle. Ce soir, ni les recettes, ni les ingéniosités, ni le goût des Vatel, des Brillat-Savarin, des Baron Brice, n'animeront mes desseins et ne dicteront mes préceptes.

C'est en Physiologiste, et en Médecin, que je tenterai devant vous d'esquisser l'étude de l'Alimentation Rationnelle.

Le sujet, extraordinairement vaste, mériterait qu'on lui consacrât, non pas une conférence, mais un cours entier. Ce cours, je le rêve fait par une collectivité de compétences. Chacune des dix ou douze leçons, à mon idée indispensables, envisagerait l'alimentation sous chacune de ses faces, combien nombreuses !

Un des Maîtres de cette Sorbonne n'a-t-il pas écrit[1] : « Le problème de l'Alimentation offre mille aspects. Il est culinaire sans doute et gastronomique, mais il est aussi économique et social, agricole, fiscal, hygiénique, médical, même moral; et avant tout, il est physiologique. »

1. A. Dastre : *La Vie et la Mort*. Bibliothèque de Philosophie scientifique. Paris, Ernest Flammarion.

C'est donc en physiologiste-médecin que j'esquisserai l'étude des fautes, qui, dans tous les milieux, et particulièrement dans le monde où l'on peine, se commettent contre l'alimentation; et cela, au plus grand préjudice de nos forces, de nos santés, de la plus-value de notre travail, de la vigueur de nos enfants; et lace encore, pour le plus sûr déficit de nos budgets.

Laissez-moi, avant d'entrer en plein dans mon sujet, vous dire, que, parlant ici ce soir, le conférencier s'acquitte d'une dette contractée devant l'homme illustre et bon qui, jusqu'au moment où la mort le ravissait, jeune, à l'estime, à l'admiration et à l'affection de tous les gens de cœur; jusqu'à l'an dernier, présidait la Société des Amis de l'Université.

M. Casimir-Perier (m'honorant de son amitié autant que de sa confiance) m'avait demandé d'aborder devant le grand public cette question de l'Alimentation, passionnante pour le philanthrope si averti qui présidait aussi aux destinées naissantes de l'Alliance d'Hygiène Sociale.

« Cette question, me disait-il, est parmi les plus grandes, parmi les plus urgentes, puisque, par l'éducation alimentaire du peuple, — tout entière à organiser — on peut refaire le foyer familial et, par lui, sauvegarder la santé morale et physique du plus grand nombre. »

M. Casimir-Perier s'était fort intéressé aux travaux d'Hygiène Sociale que, d'abord (il y a de cela trois ans) : au Congrès International de la Tuberculose de Paris, mes collaborateurs Henri Labbé, Marcel Labbé et moi, nous avions présentés sous forme d'une *Enquête*[1] *sur l'Alimentation de plus de cent ouvriers et employés parisiens, des deux sexes, faite à la Clinique médicale de l'Hôpital Laënnec*; que, ensuite, nous portions au Ier Congrès international d'Hygiène Alimentaire, sous forme de *Tableaux d'Éducation Alimentaire*, tableaux[2] inscrivant à la fois :

des préceptes d'Hygiène et d'Économie Alimentaires;

1. Troisième tirage, épuisé.
2. Masson et Cie, éditeurs, Paris, 120, boulevard Saint-Germain.

la valeur nutritive et marchande des aliments ;

des Menus, à l'usage des ouvriers et employés de la capitale.

C'est, pour le dire en passant, à nos travaux que sont empruntées les images de quatre catégories d'ouvriers et d'employés qui, dans un instant, nous permettront de calculer physiologiquement (les adaptant aux besoins de chacun) les Menus rationnellement nécessaires.

Notre Enquête, portant sur 125 ouvriers et employés parisiens, avait séduit M. Casimir-Perier par ses côtés d'originalité, qu'il n'est pas inopportun de rappeler.

Étudiant les liens étroits qui unissent les fautes d'alimentation aux pertes de vigueur et de santé des travailleurs, notre étude différait des enquêtes antérieures menées par toutes autres préoccupations :

telles les enquêtes faites de visées purement diététiques ou économiques ; les premières analysant en soi la ration physiologique pour ses qualités énergétiques ; les secondes analysant l'alimentation du consommateur au point de vue budgétaire, c'est-à-dire chiffrant la part relative de l'alimentation dans la dépense globale (loyer, habillement) du travailleur ;

telle, l'enquête de M. Levasseur, établissant que l'ouvrier des États-Unis d'Amérique consacre à sa nourriture la moitié ou les deux tiers de son gain ;

telle l'enquête de MM. Cheysson et Toqué — particulièrement intéressante par le nombre des familles enquêtées — dont les chiffres ont d'autant plus fixé notre attention que ses auteurs étaient arrivés, et cela par une tout autre voie, à des chiffres assez identiques aux nôtres. De même que les résultats, par nous produits, sont singulièrement voisins de ceux fournis en 1906 par le *Manuel général de l'Instruction publique*, indiquant que nos Instituteurs, pour se nourrir, dépensent 50 pour 100 de leurs appointements.

Notre Enquête, faite par des médecins, n'avait pas seulement la nouveauté d'étudier l'alimentation irrationnelle et insuffisante, en tant que FACTEUR DE MALADIE. Elle offrait encore cette particularité de porter sur une collectivité de travailleurs et de travailleuses comparables entre eux, en ce sens que nos enquêtés, habitant mêmes quartiers, se ressemblent les uns les autres : comme vivant dans un même milieu cosmique, en conditions pareilles de logement et d'hygiène générale ; ayant pareils salaires ; s'approvisionnant à des marchés comparables ; se nourrissant à des restaurants de mêmes catégories.

Notre enquête, originale par sa triple préoccupation diététique, économique et pathogénique, montrait combien, au prix d'une dépense parfois notable, le travailleur parisien faute contre l'hygiène alimentaire, dépensant relativement beaucoup pour se nourrir mal, de façon insuffisante et insalubre.

Les hommes n'emploient-ils pas la moitié au moins (souvent plus de la moitié) de leur salaire à leur nourriture, alors qu'ils consacrent le sixième seulement du gain au logement ! La dépense des hommes, en nourriture seule, atteint communément 2 fr. 38, dont 1 fr. 14 dépensé en alimentation solide, et 1 fr. 24 en alimentation liquide — mieux vaudrait dire en ingurgitation liquide — celle-ci représentée par le vin, les petits verres et les apéritifs : rhum, vermouth, absinthe, amers.

Les femmes, qui, d'ordinaire, mettent un quart de leur salaire dans leur logement, dépensent en général 1 fr. 22 pour se nourrir, leur alimentation substantielle étant représentée par 0 fr. 92, et leurs boissons alcooliques par 0 fr. 24 seulement ; soit cinq fois moins pour l'ouvrière que pour l'ouvrier.

Je rappelle que nos chiffres se rapportent tous à des travailleurs et à des employées *observés à Paris*, car, en certains pays de France, pareil écart ne s'observe pas dans les consommations liquides faites par les deux sexes.

Nous n'ignorons pas qu'il est des contrées du Nord, de Normandie et de Bretagne, où bien des femmes, comme aurait dit La Fontaine, sont hommes sur ce point... de l'abus de l'alcool.

Ce que nous savons des sommes dépensées comparativement par les travailleurs hommes et femmes, démontre que ouvrières et employées sobres, économes, appliquant la moitié de leur salaire à leur nourriture, sont insuffisamment alimentées; cela non par leur faute, mais par la modicité de leur gain; contrairement à l'homme, qui, s'il ne couvrait pas une si forte dépense par l'alcool, trouverait une disponibilité d'argent applicable à son alimentation substantielle, à son loyer — qui cesserait d'être un taudis — comme au mieux-être de toute la famille.

Notre Enquête révélant l'irrationnel, le préjudiciable et le dispendieux de l'alimentation des travailleurs parisiens, ne nous surprenait en rien : le contraire même nous eût étonnés.

Comment en aurait-il pu aller autrement, puisque, en quelque milieu qu'il vive, l'homme — a fortiori le prolétaire — manque des notions les plus élémentaires sur le côté pratique de son alimentation, dont jamais, en aucun temps, comme en aucun lieu de son éducation, primaire, secondaire, professionnelle ou supérieure, *rien* ne lui fut enseigné.

Assurément, il est classique, dans les écoles, d'énoncer en quelques phrases, les comparaisons qui se font : entre le travail de nos machines à vapeur et celui de la machine animale; entre le travail des locomotives et celui des moteurs animés. A cela se borne tout ce que nous avons à entendre et à retenir sur la chose qui nous importe le plus : nous entretenir en forces, garder notre santé; et, de la machine humaine, obtenir le meilleur rendement possible, aux moindres frais, par un minimum de fatigue, comme aux moindres dommages possibles.

En revanche, il n'est pas d'enseignement professionnel, industriel ou agricole, qui ne mette chauffeurs, mécaniciens, ingénieurs ou cultivateurs en connaissances *pratiques* telles que, sachant la qualité et la quantité nécessaires de combustibles et de comestibles réclamées par les moteurs inanimés ou vivants, dont ils ont la garde et la direction : mécaniciens, ingénieurs et cultivateurs, n'obtiennent, de leurs machines et de leurs animaux, le meilleur travail, aux moindres frais possibles.

Autant nos brevetés d'Écoles d'Arts-et-Métiers, d'Écoles de Mécaniciens, d'Électriciens, d'Agronomes, n'ignorent rien de la statique, de la dynamique, comme de l'entretien de leurs machines, de la conduite de leurs chevaux, de l'élevage de leurs bœufs de labour ou de leurs vaches laitières; autant ces bacheliers-ès-métiers demeurent ignorants des besoins alimentaires de leur propre personne. Et pourtant, ces besoins alimentaires — qui, à nos yeux de biologiste, font, eux aussi, partie des Droits de l'Homme — varient autant dans leur nature et dans leur quantité, que varient pour toutes les autres machines, productrices d'énergie, la houille, le pétrole, l'alcool, le fourrage exigés pour leur plein fonctionnement.

Autant, pour ne citer qu'un exemple, la Compagnie Générale des Petites-Voitures à Paris réussit à nourrir scientifiquement et économiquement ses chevaux, autant elle reste étrangère au problème, plus délicat c'est vrai (l'homme échappant à ceux qui le conseillent aussi facilement que les animaux obéissent à ceux qui les conduisent), de l'alimentation de son personnel — palefreniers, maréchaux, carrossiers, cochers — moins rationnellement, moins bien et certainement plus chèrement nourri, que ne l'est aujourd'hui sa cavalerie.

Et pourtant, l'alimentation rationnelle de l'homme, équilibrant dépenses et recettes, est l'un des meilleurs facteurs de force pour l'individu, de santé pour toute la famille, comme de vigueur pour la communauté.

Combien, sur ce chapitre du retentissement du surmenage des femmes mal nourries et fatiguées, dès avant ou pendant la grossesse: combien, sur ce point, nous ont informés les travaux du professeur Pinard! En quelles suggestions nous met son enseignement de la Puériculture, que je voudrais obligatoire dans toutes nos Écoles Normales Supérieures!

Quelles preuves encore, sur la progéniture de l'homme, des

conséquences du surmenage de l'ouvrier qui n'a ni le loisir de se détendre de ses fatigues, ni le moyen d'acheter suffisantes ses rations d'entretien et de travail; quelles preuves plus palpables que les recherches faites à Lausanne, sur LES CLASSES PAUVRES, par Niceforo!

Niceforo examine 3147 enfants de sept à quatorze ans, des écoles primaires et du gymnase cantonal : les premiers appartenant aux classes pauvres (fils de maçons, par exemple, gagnant 3 francs par jour, et dépensant pour leur nourriture 1 fr. 40); les seconds appartenant aux classes aisées (fils d'avocats, de médecins, d'industriels). Niceforo nous montre que les enfants des classes aisées bien nourries, bien logées, ont la taille toujours plus élevée; le périmètre thoracique plus large; la force, appréciée au dynamomètre, supérieure aux chiffres relevés sur les enfants pauvres!

Ces faits sont du reste d'accord avec ce que nous enseigne la Zootechnie, qui considère la taille comme un critérium de la nutrition et de ses effets soutenus et accumulés chez les individus. C'est dans ce sens que, avec raison, le Dr Le Bon, traitant de l'influence de l'alimentation, écrivait : « on peut, au moyen du régime alimentaire, modifier assez rapidement le caractère, le poil, et jusqu'à un certain point la forme d'un animal. Transportés sur les bords de la Loire, les bœufs mal nourris de la Sologne acquièrent, en deux ou trois générations, un aspect différent. »

Pareils faits, pareils enseignements vous convaincront, j'imagine, que nul d'entre nous, médecins, éducateurs, moralistes, philanthropes, économistes, ne saurait se désintéresser de l'alimentation humaine : c'est pourquoi, depuis longtemps déjà, je demande que l'homme — nul n'y gagnera davantage que l'ouvrier et l'employé dont la santé est tout le capital — soit renseigné sur ses devoirs et ses droits *naturels*, au moins autant que sur ses devoirs et droits civiques et politiques. Il est, à mon sens, indispensable que, dans toutes les écoles, l'enfant, l'apprenti, l'adolescent, l'adulte, le contremaitre, le patron, l'ingénieur, l'industriel, l'agriculteur, l'instituteur, l'administrateur, l'officier, en sache aussi long, sur la mise en valeur de ses forces et sur l'entretien de sa santé, qu'il doit en avoir appris sur la comptabilité, la géographie, la mécanique, la géométrie, la physique, la chimie et la balistique, comme sur le rendement des machines à vapeur et des dynamos.

J'ajouterai, que cette éducation alimentaire, que les meilleurs esprits veulent pratique, réelle, à tous les degrés de l'Enseignement Public, ne va pas sans se hausser à des idées de Morale, ni sans développer des sentiments de Solidarité nous invitant tous à travailler : pour que s'améliore le sort des déshérités; pour que, pour eux, le pain soit moins rare, moins dur et moins sec.

En fait de moralités, des enquêtes, pareilles à celle que nous menions à l'Hôpital Laënnec, en dégagent de plus d'une sorte. Elles permettent de faire éclater aux yeux de tous une inégalité économique, consacrée par le jeu presque universel des salaires, contre laquelle, me plaçant exclusivement au point de vue médical, je veux vous montrer que réclament les lois de la Physiologie.

A égalité de durée et de manière de travail (exception faite pour les cochères de Paris avec qui, peut-être, les pourboires se montrent galants), la femme, parce qu'elle est femme, touche un moindre salaire. Il y a là une iniquité contre laquelle, je le répète, de par la physiologie et la logique, réclament les droits de toute femme à la vigueur et à la santé. Ces droits naturels ne sauraient différer d'un sexe à l'autre, les besoins étant les mêmes.

Du moment que, à égalité d'âge, à égalité d'heures et de nature de travail, même tâche est produite, l'ouvrier et l'ouvrière, l'employé et la dactylographe, le comptable et la caissière qui, du chef d'un même travail, ont à fournir mêmes dépenses physiologiques, méritent d'y pourvoir par mêmes recettes, c'est-à-dire par même salaire.

Pendant, qu'à égalité de dépenses commandées par les exigences d'un même travail, le gain devrait être identique, la paye est si inégale, que fatalement, en dépit que, d'ordinaire, l'ouvrière et l'employée parisiennes soient économes et sobres, elles se trouvent le plus souvent dans l'impossibilité de couvrir la somme indispensable à leur strict nécessaire. N'est-ce pas la paye de l'ouvrière, que le comte d'Haussonville qualifiait de *salaire de misère?* Rochefort n'écrivait-il pas — il y a de cela quelque quarante ans — que, d'ordinaire, la jeune ouvrière parisienne en était réduite à chercher un aide qui, pour elle, payât le boulanger?

Par suite, rien d'étonnant que l'anémie, la fatigue, la vieillesse prématurée, maintes maladies, la tuberculose sous toutes ses formes, fruste ou éclatante, soient le lot de l'ouvrière dont le corps s'use, s'abîme et dépérit plus vite que celui de l'ouvrier laborieux. Aux économistes donc, d'apprendre de nous les médecins; d'apprendre des physiologistes et des hygiénistes, que les lois naturelles astreignant l'ouvrière aux mêmes dépenses d'entretien et d'énergétique que l'homme, la question des salaires féminins devra être revisée au *point de vue économique*, à défaut du point de vue humanitaire, l'Industrie et le Commerce étant intéressés à ce que meilleur soit le travail produit, quel qu'en puisse être le producteur.

Aux Économistes, à défaut des Moralistes, qui voudront en appeler de l'inégalité des salaires devant les sexes; aux Économistes de jeter dans le débat un argument qui, Mesdames, révérence gardée, me paraît péremptoire : est-ce que jamais il est venu à l'idée de la Compagnie Générale des Petites-Voitures; est-ce que jamais il est entré dans les calculs de l'Intendance, de répartir les rations alimentaires, le fourrage, autrement qu'au prorata de l'âge, de la taille et du travail des chevaux, attelés ou montés, sans préoccupation de savoir si les rations étaient servies à des chevaux ou à des juments?

Cet exemple, entre dix autres, nous autorise à dire que l'exploitation du capital-santé et du capital-énergie, représenté par le rendement de la machine humaine, est trop souvent un défi jeté au bon sens, à la Physiologie, aux principes de l'Économique et de la Morale. La machine humaine, productrice d'énergie, est, presque partout, réglée, alimentée, entretenue au petit bonheur, pendant que l'alimentation, le travail et le repos des chevaux sont scientifiquement dosés — de cela nous aurons à reparler à propos des chevaux de l'armée ; — pendant aussi que l'alimentation, la vitesse et la mise au repos des machines à vapeur, comme celles des automobiles, sont l'objet d'études et d'instructions minutieuses. Est-ce que, pourtant, si la santé, dans les sociétés modernes, est justement considérée, autant comme capital communautaire que comme capital individuel ; est-ce que la plus-value donnée, par judicieuse alimentation, à notre vigueur personnelle ne devient pas un avantage familial, un boni pour la descendance, un bienfait pour les Mutualités, en même temps qu'une source de richesses pour le pays ? Celui-ci — voulant maintenir grande sa place dans le monde — n'a-t-il pas besoin d'autant de saines recrues pour les sciences, pour les lettres, pour les arts (*mens sana in bene aleto corpore*) ; n'a-t-il pas besoin d'autant de vigoureuses recrues, commerçantes, colonisatrices, industrielles et agricoles, qu'en réclament, d'autre part, nos armées de terre et de mer ?

Cependant, l'alimentation humaine, hier encore, était la moins enseignée ; et cela à l'heure même où les questions de santé de l'individu, de fléchissement de la race, d'affaiblissement de notre natalité ; à l'heure où les questions d'amélioration du sort des travailleurs ; à l'heure où la question des salaires, des retraites ouvrières, des lois d'Assistance aux vieillards, aux infirmes et aux incurables, occupent le plus l'opinion publique ; à l'heure enfin où, comme M. Cheysson le rappelait, Lasalle va jusqu'à prétendre que la « question sociale est une question d'estomac ».

C'est justement pour contribuer, en une certaine mesure, à combler la grosse lacune relevée dans notre éducation nationale, que, après avoir, avec mes collaborateurs les frères Labbé, résumé en quatre tableaux *l'Enseignement et la Pratique de l'Ali-*

mentation Rationnelle et Économique à l'usage des travailleurs et employés parisiens, je veux vous éclairer, au risque de lasser votre attention :

1° sur le POURQUOI nous nous nourrissons ;

2° sur ce que doit être notre nourriture ;

la plupart d'entre nous étant sur ce point aussi ignorants qu'indifférents ; la plupart d'entre nous s'alimentant, comme M. Jourdain, sans savoir.

J'étonnerai fort la plupart d'entre vous, Mesdames, en vous disant que la raison pour laquelle vous vous imaginez que l'homme a principalement des besoins alimentaires — besoins dénoncés par la faim et l'appétit — je vous étonnerai fort, en vous disant que la raison communément invoquée « nous maintenir en forme ; de notre machine réparer l'usure » et, notamment pour les adultes (n'ayant plus besoin de rations de *développement*, servant à l'allongement de la taille, à l'élargissement de la poitrine) est parmi toutes les charges alimentaires, la part la moins considérable, en dépit qu'elle reste importante. Importante elle l'est sans doute, puisque c'est aux Matières Azotées — dont l'albumine est le prototype — qu'incombent surtout les frais d'entretien et de réparation de notre organisme.

En effet c'est aux MATIÈRES AZOTÉES — dont la ration quotidienne, calculée pour le plus grand nombre d'entre nous, Messieurs, est représentée suffisante dans la coupe A — c'est aux Matières Azotées qu'il appartient, après avoir fourni le meilleur des matériaux qui jusqu'à vingt-cinq ans ont assuré notre accroissement :

de maintenir en état les surfaces de glissement de nos articulations ;

de réparer le vernis dont, sous forme d'endothélium, sont garnies les muqueuses respiratoires et digestives ; et dont sont remplis les culs-de-sac des glandes salivaires et sudorales ;

de pourvoir à la rénovation des cellules formatrices du lait, de la bile, etc.;

de fournir à la pousse de nos cheveux et de nos ongles;

de fournir enfin à la desquamation incessante qui se fait sur toute l'étendue de la peau.

Pour importante que soit la contribution de l'albumine dont les molécules, s'agrégeant aux mailles de nos tissus, prennent la place des cellules usées; nos rations de Matières Azotées — comme vous pouvez vous en rendre compte en comparant les unes aux autres les trois coupes entre lesquelles se trouve répartie notre ration globale quotidienne — sont bien inférieures aux compléments de nourriture promise à une autre besogne, que celle d'emprunter au monde extérieur de la substance, afin de l'incorporer à notre propre substance. Cette autre besogne consiste à nous fournir, non plus des substances à amalgamer pour les fixer dans nos tissus, mais des énergies à dépenser : ces énergies nous sont procurées par les matières alibiles autres que les Albuminoïdes, par les Graisses et les Matières Hydrocarbonées. Vous apprécierez la part sérieuse revenant dans notre alimentation, aux unes et aux autres, en comparant le volume des coupes A B et C.

De suite vous avez compris que ce que nous retirons le plus de nos rations alimentaires, c'est de l'énergie et des forces que nous savons être emmagasinées latentes dans les denrées alimentaires.

Manutentionnées, suivant la manière particulière à chacun de nous, manière variable avec chacun de nos tempéraments; manutentionnées après longue mastication et longue salivation (ce qui faisait dire à Mme de Sévigné qu'un repas qui ne fut caqueté ne valut jamais rien): manutentionnées après digestion et assimilation, nos bouchées de nourriture sont autant d'énergie latente qui s'accumule en réserve dans nos tissus.

En réalité, ces coupes remplies de bouchées alimentaires faites de graisse (dans la coupe B); d'hydrocarbonés et de sucre (dans la coupe C); représentent de véritables récipients, de véritables condensateurs d'énergies latentes, énergies qui se sont irradiées du Soleil et de la Terre, dans les fibres des animaux et des végé-

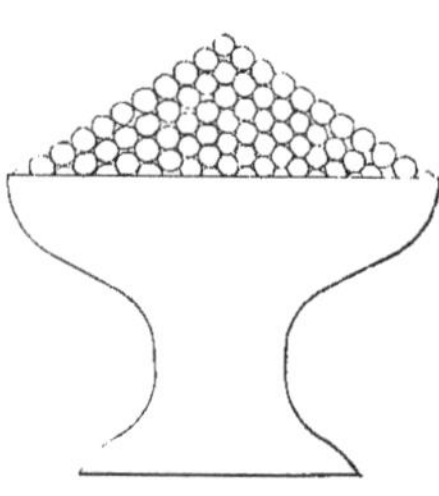

Coupe A
pleine de matières azotées : 70 grammes.

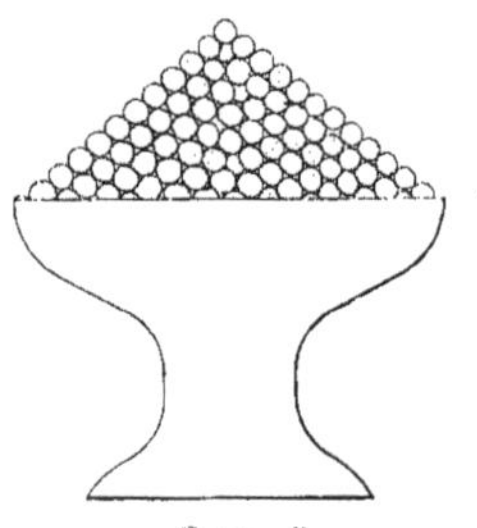

Coupe B
pleine de matières grasses : 80 grammes.

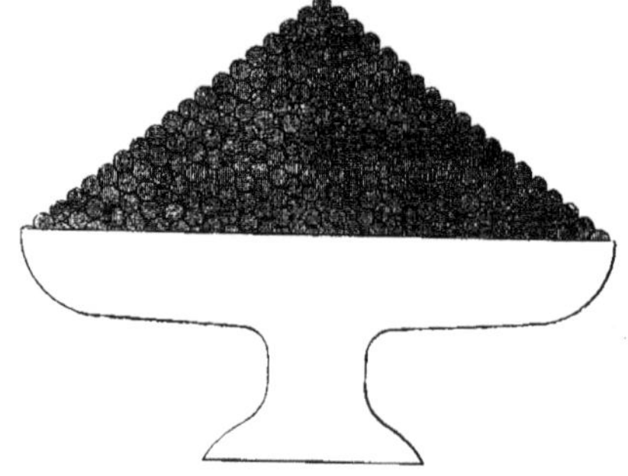

Coupe C
pleine de matières hydrocarbonées, de sucre et d'alcool : 450 grammes.

Ration quotidienne globale d'un homme de 30 à 60 ans, de taille moyenne, pesant 70 kilos, actif, mais ne faisant pas de travail de force.

taux, servis aussi bien sur la table des omnivores, que sur la table des végétariens, des végétaliens et des fruitariens.

Si vous m'avez bien suivi, vous avez compris, que ce sera — tout comme dans le Commerce — avec notre AVOIR alimentaire qu'il faudra équilibrer notre DOIT alimentaire, si nous voulons faire honneur à nos affaires de santé. Il faudra, que chaque jour notre GAIN se balance avec nos DÉPENSES, sous peine, par gourmandise, mangeant trop, de nous engraisser et nous alourdir; sous peine, par pénurie d'aliments, d'emprunter à nos réserves, de nous amaigrir, de nous inanitier, et devenir la facile proie des maladies infectieuses, de la tuberculose, par exemple.

C'est que, — ainsi l'a nettement formulé le professeur

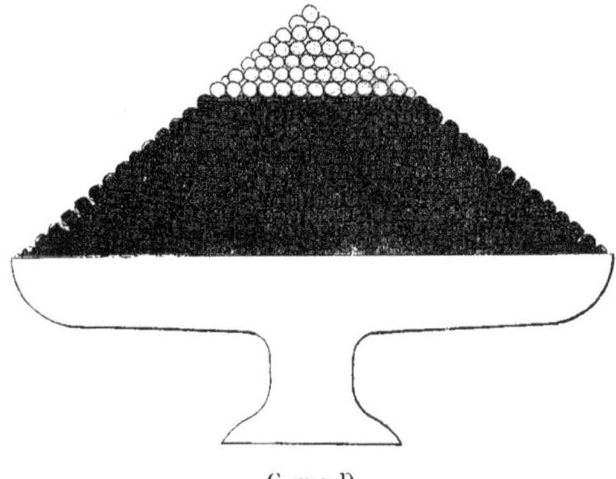

Coupe D

dans laquelle les GRAISSES (boulettes grises), les HYDROCARBONÉS, le SUCRE, L'ALCOOL (boulettes noires), forment un total de 530 grammes de nourriture chargée de fournir la CHALEUR et L'ÉNERGÉTIQUE MUSCULAIRE. Le rapport à établir, entre la masse des boulettes alimentaires contenues dans la coupe D, et la masse des boulettes contenues dans la coupe A (masse de près de huit fois inférieure) montre combien nos besoins en aliments générateurs de CHALEUR et D'ÉNERGÉTIQUE l'emportent sur le besoin d'aliments chargés de DÉVELOPPER et D'ENTRETENIR notre organisme, ou D'EN RÉPARER L'USURE.

Armand Gautier, à qui nous devons de si belles études[1] sur l'Alimentation et les Régimes de l'homme sain ou malade, — c'est que « *la vie ne se poursuit que grâce à des échanges et à*

1. *L'alimentation et les régimes chez l'homme sain ou malade*; 3e éd., Masson et Cie, éditeurs, 1908.

des dépenses continues, qui créent les besoins alimentaires. »

C'est que, dirai-je, nos rations alimentaires ne sont *qu'énergies prêtées, pour autant de forces rendues.*

L'homme, sachez-le bien, n'est incessamment traversé par un courant de matière — apportée par l'air inspiré, l'eau et les denrées ingérées — qu'aux seules fins d'assurer sa statique et sa dynamique. Sa *statique*, puisque la matière, tout en renouvelant l'homme dans sa substance, le complète et le maintient dans sa forme; sa *dynamique*, puisque c'est de forces, *empruntées* à la matière alibile, que sont faites les énergies, dont témoignent, séparément ou en même temps, et notre *vie organique* et notre *vie de relation.*

A notre vie organique, vie obscure, est réservé le travail (qui, jamais ne chôme dans la profondeur de notre être) de recevoir, de manutentionner, de collecter, de condenser, de savoir garder, de savoir libérer et distribuer les énergies dégagées des aliments. Ce sont ces énergies que dépense, au grand jour, notre vie de relation : vie sentante, vie consciente, pensante, agissante et fécondante.

Tout cela, sous condition que notre machine se soit gardée en intégrité; sous condition qu'elle ne se trouve ni empêchée, ni abîmée dans aucun de ses appareils; que rien dans son fonctionnement n'ait longtemps péché ni par excès, ni par défaut; sous condition que l'homme ne devienne pas le propre bourreau de son corps; que ni la gloutonnerie, ni l'inanition n'ait altéré le tube digestif; sous condition qu'une alimentation de mauvaise qualité, avariée, septique ou vénéneuse, n'ait perverti ou détruit tissus et fonctions, des intestins, du foie et des reins; sous condition enfin, que, sciemment ou insciemment, l'homme ait suivi les préceptes de l'*Hygiène* et de l'*Économique Alimentaires.*

C'est de l'une et de l'autre qu'il me faut vous dire l'enseignement.

Pour bien se porter, et travailler sans peine, il faut manger bien.

Manger bien, c'est choisir délibérément une nourriture qui, en qualité et en quantité, convienne à chacun, suivant son âge, son genre de vie et son état, car les besoins alimentaires sont différents pour chacun. L'adulte a besoin de plus de nourriture que le vieillard. A la femme enceinte, il faut une alimentation spéciale; à la nourrice, il faut un supplément de nourriture; de même, à l'adolescent, il faut, pour sa croissance, une ration augmentative.

Le *poids* étant, en l'état de la science, la façon la plus simple de déterminer et de régler rationnellement la *quantité* de notre nourriture quotidienne; nous peser, de temps en temps, est aussi nécessaire, qu'il nous devient indispensable, quand nous entrons dans un magasin de confections, de savoir notre pointure, notre tour de tête, notre tour de poitrine et de ceinture, si nous voulons être chaussés, coiffés et habillés comme il convient.

Le travailleur, effectuant une tâche fatigante et régulière, doit manger plus que son camarade, de même poids et de même âge, exerçant un métier sédentaire, moins fatigant ou moins continu.

L'employé sédentaire, qui mange autant qu'un terrassier, s'expose à devenir malade ou obèse.

Rien donc ne sert, pour se bien nourrir, de manger beaucoup, ni d'y mettre beaucoup d'argent; il suffit, comme dans la fable *du Lièvre et de la Tortue*, de se nourrir... à propos.

Le corps mal nourri, se fatigue, travaille péniblement, devient sensible au froid, comme à toutes les occasions de maladies.

Dès que les albuminoïdes ne pourvoient plus à son entretien ni à réparer son usure, le corps s'amaigrit, sa température s'abaisse. Toute vigueur disparaît dès que les matières grasses, les hydrocarbonés et le sucre sont en quantité insuffisante. C'est que — je le rappelais tout à l'heure — le rôle énergétique de ces matières est considérable; d'autant plus considérable, que ce rôle ne se montre plus univoque, comme l'était le rôle des albuminoïdes.

Le rôle des graisses, des hydrocarbonés et du sucre est triple :

une part s'infiltre, à l'état de réserves de combustible; telle, la graisse qui s'accumule, notamment sous la peau du ventre des gens qui, suivant une expression familière, *bâtissent sur le devant*.

D'autres parts plus fortes brûlent, fournissant de la chaleur : chaleur servant à maintenir le corps en équilibre de température (37°5), puisque, par rayonnement et conductibilité, nous tendons constamment à nous refroidir; chaleur fournissant, *par transformation*, l'énergétique musculaire, dont, enfant, adolescent, adulte, gens de ville ou des champs, sédentaires ou chemineaux, hommes de peines ou d'études, nous faisons tous incessante et forte consommation; même celles d'entre vous, Mesdames, qui se permettent l'oisiveté; même ceux d'entre vous, Messieurs, que dans le monde des manœuvres, on traite volontiers d'inactifs; même ceux d'entre vous, qu'un peu dédaigneusement, on appelle *les ouvriers de la pensée*, et qu'on croit, à s'en rapporter aux apparences, n'avoir que faire d'énergétique musculaire.

Erreur, que penser ainsi; pour, évidemment, transformer moins de calories-alimentaires en travail musculaire, que le fait notre terrassier (dont les muscles vigoureux creusent, chaque jour, la voie au Métropolitain), nous tous, qui sommes ici, nous sommes obligés à des dépenses d'énergétique musculaire bien plus fortes que vous ne sauriez les imaginer; dépenses incessantes, de jour et de nuit, faites : non seulement dans la déambulation, qui, dans la journée nous transporte, en ville, d'un point à un autre; qui nous déplace dans l'appartement ou dans la chambre; mais encore dans chacun des mille et un mouvements commandés par le fait de nous vêtir, de porter les aliments à la bouche, de tenir plume et crayon pour écrire ou dessiner; d'être droit accotés à la muraille, ou de rester assis à une table de lecture.

Sans compter — part d'autant plus grande que notre machine travaille sans trêve et sans relâche — la part réclamée par les muscles de la vie organique, travailleurs obscurs dont le jeu ne se voit, ni ne se sent; muscles de la vie organique, qui président aux mouvements involontaires de l'œsophage, de l'intestin ; à la tonicité des sphincters ; aux mouvements du diaphragme fournissant 16 inspirations à la minute, 960 à l'heure, en chiffres ronds 2000 par jour ! sans compter l'énergétique réclamée par le jeu du cœur, par les mouvements de la circulation qui sont de 76 contractions par minute, de 4560 par heure, en chiffres ronds de 110000 par journée !

Si, à ce total déjà coquet de dépenses musculaires, que vous n'auriez pas songé à calculer (ne pensant pas au travail musculaire auquel l'immobilité même nous oblige), j'ajoute l'énergétique que me coûtent, ce soir, ma mimique, le mouvement des lèvres, du maxillaire et de la langue ; le jeu vibratoire du voile du palais et des muscles laryngés, vous aurez, par le moyen d'une grosse addition, idée de ce qu'aura dépensé, pendant l'heure qu'il aura occupé cette chaire, celui qui, pour employer le langage populaire, n'aura pas eu l'air de produire ni de dépenser grand'chose !

Ce que je viens de dire de moi, pris comme exemple d'ouvrier de la pensée, vous permet de supputer combien considérable doit être la somme d'énergétique musculaire réclamée par les charpentiers, les terrassiers, les débardeurs, les forgerons, les parqueteurs, en un mot par les ouvriers faisant un travail de force.

Si vous songez, d'une part, à la transformation *en dépense musculaire* de la caloric-alimentaire, transformation variable suivant chacune des catégories de métiers et d'états ; si vous songez, d'autre part, à la consommation de calories qui, par rayonnement, se fait chez chacun de nous, au prorata de la taille, du volume et du poids, comme au prorata des saisons, vous comprendrez sur quelles bases repose le calcul des rations alimentaires que la Physiologie départit à chacun de nous.

Vous comprendrez comment peuvent se calculer — comme nous l'avons fait sur nos Tableaux d'Éducation Alimentaire — les quantités d'*albumine*, *de graisses*, *d'hydrocarbonés* et de *sucre* nécessaires à chacun de nous.

Vous comprendrez que notre TERRASSIER, pesant 90 kilos, ayant besoin de 3950 calories[1], à répartir : entre sa ration d'entretien ;

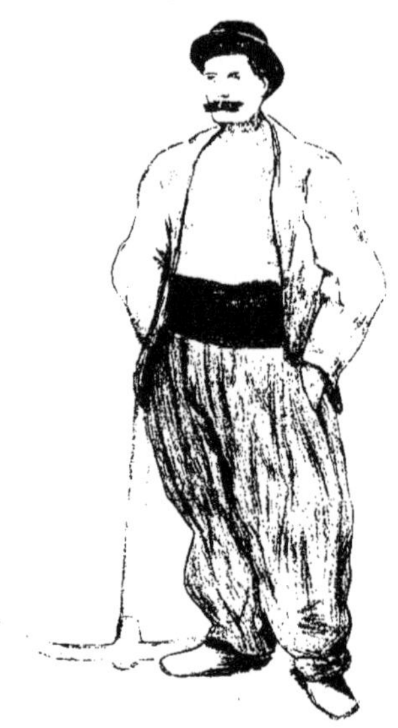

Terrassier : 90 kilos. — Dépenses 3950 calories.

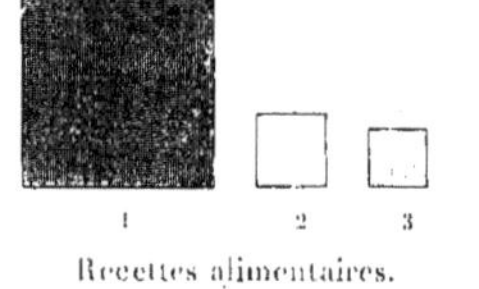

Recettes alimentaires.

1. Hydrocarbonés, sucre . . . . 745 grammes.
2. Matières azotées . . . . 90 —
3. Graisses . . . . 85 —

entre sa calorification ; entre sa ration de fort travail musculaire, trouve :

1. 3150 calories exigibles d'après son poids ; 800 calories exigibles d'après son genre de travail.

sa ration d'entretien, dans 90 GRAMMES D'ALBUMINE empruntés à :

Pain.	1 livre 1/4
Viande de boucherie. . . .	180 grammes
Fromage	40 —

sa ration de calorification, dans 85 GRAMMES DE GRAISSES fournies par du saindoux et du lard;

qu'il trouve son énergie musculaire, dans 715 D'HYDROCARBONÉS, à prendre dans :

Pommes de terre.	200 grammes
Lentilles.	40 —
Riz.	65 —
Sucre scié	9 morceaux
Figues ou raisins secs . . .	45 grammes
Café noir	une tasse
Vin naturel. . .	1 litre (contenant 80 gr. d'alcool)

le tout consommé, dans la journée, pour la somme de 1 fr. 85; le tout acheté et préparé dans le ménage.

Pour ce qui est de notre MENUISIER, pesant 70 kilos, il puisera sa nourriture rationnelle :

dans 72 GRAMMES D'ALBUMINE, fournie par :

Pain.	500 grammes
Viande.	125 —
Fromage.	30 —

dans 80 GRAMMES de MATIÈRES GRASSES, fournies par :

beurre et saindoux;

dans 510 GRAMMES D'HYDRATES DE CARBONE, DE SUCRE ET D'ALCOOL, fournis :

par une assiettée de pommes de terre de 150 grammes;
par 30 grammes de lentilles;
par 50 grammes de riz;

par 30 grammes de figues et raisins secs;
par une chopine de vin naturel, contenant 40 gr. d'alcool;
par une tasse de café noir;

le tout consommé en une journée pour la somme de 1 fr. 50 environ; à la condition expresse que notre menuisier prenne,

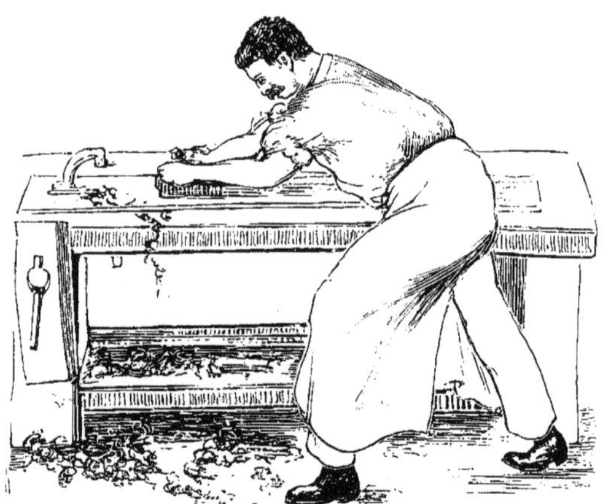

Menuisier : 70 kilos. — Dépenses : 3250 calories.

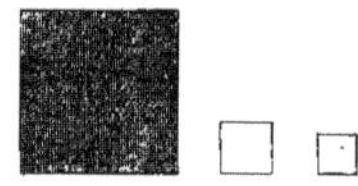

Recettes alimentaires.

chez lui, ses repas préparés par la ménagère; pareille nourriture, consommée chez le restaurateur, devant lui coûter un peu moins du double.

Pour ce qui est de **la Midinette**, à la taille svelte, du poids léger de 50 kilos, qui, d'ordinaire, prend au moins un repas au restaurant; elle dépensera 1 fr. 45 (au lieu peut-être, des 95 centimes que lui coûterait la nourriture, achetée et préparée

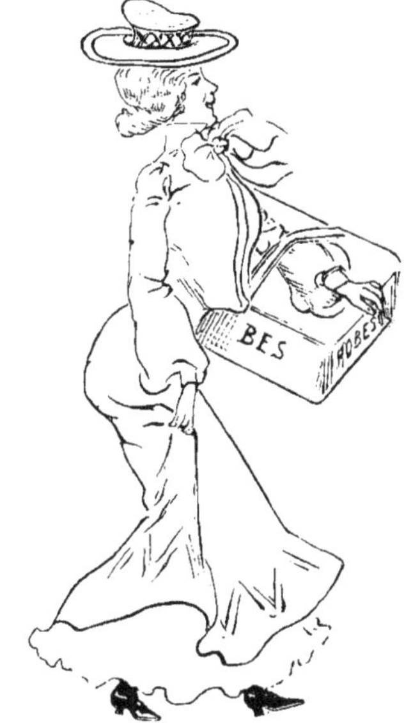

Midinette : 50 kilos. Dépenses : 2000 calories.

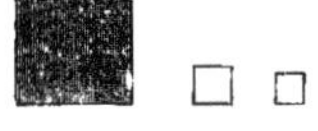

Recettes alimentaires.

de ses mains) pour faire face aux 2000 calories qui lui sont nécessaires.

Quant à l'homme de bureau, quant à l'employé de 30 à 60 ans, qui, par trop d'immobilité, par défaut d'activité, trouve moyen de peser 70 kilos, chiffre se rapprochant assez du poids moyen

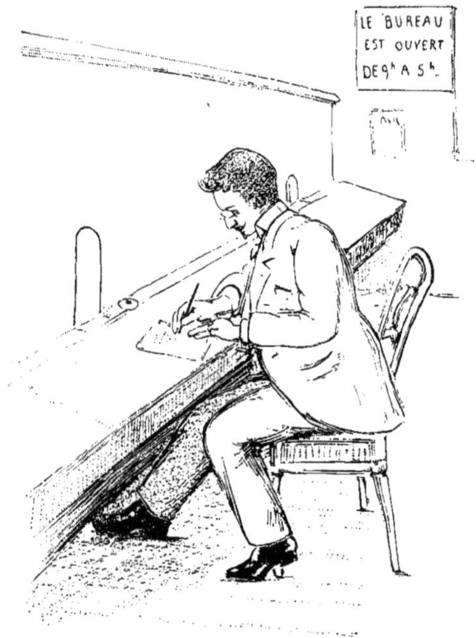

Employé : 70 kilos. — Dépenses : 2750 calories.

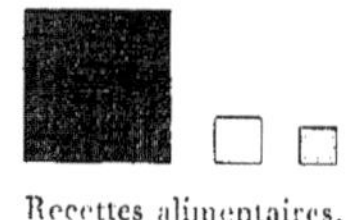

Recettes alimentaires.

des gens de mon âge, ses rations se chiffrant par 2750 calories, exigeront :

1° une consommation D'ALBUMINE, d'environ 70 grammes, fournis par :

pain 500 grammes;
viande: une côtelette le matin, une tranche de rôti le soir;
un peu de fromage;

2° une consommation de 80 grammes de GRAISSES à répartir entre 250 grammes de crème de lait, ou bien entre du beurre et du saindoux;

3° une consommation DE 450 GRAMMES D'HYDRATES DE CARBONE, DE SUCRE ET D'ALCOOL, à prendre avantageusement dans:
une assiettée de pommes de terre;
du riz au lait;
des légumes frais;
des fruits, frais ou secs;
sucre scié, 5 morceaux;
une tasse à café de café noir;
un demi-litre de bon vin naturel, représentant 40 grammes d'alcool:

le tout[1] figuré exactement dans chacune des coupes A, B et C, sous forme de vraies bouchées alimentaires teintées suivant leurs variantes chimiques: A, matières azotées; B, matières grasses; C, hydrocarbonés, sucre et alcool; toutes bouchées alimentaires représentant proportionnellement ce que, rationnellement, nous devons manger, vous et moi, en trois repas, pris, mi-partie au restaurant, mi-partie à la maison; et dont le coût, grâce à la ménagère *très avertie*, peut ne guère dépasser 2 francs 2 sous.... bonheur domestique que, par vous, Mesdames, je nous souhaite!

Pour *composer* les rations, que, après calculs, nous avons attribuées au terrassier, au menuisier, à l'employé de bureau et à la midinette; pour remplir vis-à-vis de nous-mêmes notre double rôle de nourriciers et d'économistes, nous nous sommes, mes collaborateurs et moi, guidés d'après les INDICATEURS ALIMENTAIRES que nous avons dû confectionner.

1. Pages 14, 15.

La valeur NUTRITIVE (calculée d'après la composition chimique) et la valeur MARCHANDE (calculée d'après les prix moyens qui, l'an dernier, nous ont été faits chez les débitants des quartiers de la rive gauche) absolues et comparées des aliments usuels sont chiffrées sur nos INDICATEURS. Vous pourrez, consultant nos TABLEAUX, vous convaincre que nous nous sommes efforcés d'y remplacer l'abstrait et le rébarbatif des livres de Physiologie Chimique par le concret et l'alléchant des Menus de restaurants.

Si nous avons tenu à ce qu'on pût trouver édités pour la première fois des tableaux d'alimentation populaire, c'est que nous estimions leur besoin urgent. Nos INDICATEURS ALIMENTAIRES, nous les voudrions voir appendus au mur des restaurants et des Coopératives, comme le sont, à la portée de chacun, dans les gares de chemin de fer, les affiches faisant connaître au voyageur, avec les heures de départ, la marche des trains, les distances kilométriques et le prix des places.

Par simple lecture, les consommateurs — leur poids et leur métier considérés — peuvent se renseigner, par un compte exact et facile, sur le choix à faire de celles des denrées, qui leur procureront le plus de bénéfices alimentaires et leur coûteront le moins d'argent. Ce faisant, l'ouvrier découvrira, pour ainsi parler, manière *d'élever* son salaire, puisque, après avoir mangé du meilleur et du plus nourrissant, il se trouvera plus riche de forces et sentira sa poche moins dégarnie.

C'est que — chose trop ignorée de tout le monde — les valeurs nutritive et marchande d'une même denrée n'ont souvent que des rapports lointains.

C'est le cas pour la viande de boucherie, qui, à la livre, coûtant, à Paris, en moyenne 1 fr. 50, fournit 500 calories environ ; alors que la livre de pain, de 0 fr. 20, fournit 1 150 calories ; *soit deux fois plus de calories pour un prix 7 fois moindre !*

C'est le cas pour une côtelette de 0 fr. 40, ne produisant guère que 75 calories. C'est le cas, par opposition, de cinq morceaux de sucre scié, qui, actuellement, revenant environ à moins de trois centimes, fournissent 130 calories. C'est le cas encore d'une assiettée de 60 grammes de haricots, qui, coûtant environ un sou, fournit 200 calories.

Ce sont là assurément des détails, mais point de minces détails ; mais des détails bons à savoir, puisqu'ils permettent aux ménagères de faire manière de largesses de nourriture avec économie d'argent !

Combien, parmi les habitués des restaurants populaires, sont loin d'imaginer qu'il puisse y avoir pareilles distances entre les valeurs nutritives et marchandes des denrées composant leurs repas habituels ? Combien parmi vous, Mesdames, ignorent les substitutions, et les équivalences nutritives que vous pourriez réaliser, et cela, avec le double avantage d'introduire variété et économie dans la composition de vos Menus ?

Si, dans nos Tableaux, nous avons mis en vedette ces substitutions et ces équivalences nutritives ; si, par des chiffres, nous avons tenu à montrer combien il était facile et avantageux d'emprunter l'albumine au pain, aux légumes, au poisson plutôt qu'à la viande ; c'est que, par ces leçons de choses, nous espérons bien voir, demain, LE PRÉJUGÉ DE LA VIANDE peser moins lourdement sur les travailleurs.

Parler du préjugé de la viande n'est point paradoxal, car, en vérité, elle n'est nullement indispensable à notre nourriture. Vous n'ignorez pas qu'il est des peuples, et des plus civilisés, qui n'en mangent pas, ou pas beaucoup. Ai-je besoin de rappeler qu'elle n'entre guère dans la ration du soldat japonais qui, par son endurance, par sa force et par son entrain, vient d'étonner le Monde[1].

Il est certain qu'en Europe, en France notamment, trop de gens s'imagineraient ne pas être nourris s'ils ne mangeaient pas de viande. C'est avec infiniment de raison et, pour bien des motifs,

1. A ce propos, nous sommes de ceux qui jugeant la ration de viandes de nos soldats plus que suffisante, seraient d'avis qu'on la diminuât plutôt, de façon, y mettant même prix, à pouvoir les obtenir de toute première qualité.

que nous reprochons à nos clients qui croient devoir manger de la viande — et ils sont légion — qu'ils en prennent beaucoup trop, et assurément au delà de leurs besoins.

Ce n'est point le lieu de traiter à fond cette question, pourtant si intéressante au point de vue hygiène et économie domestiques ; mais, pour ma part, je ne saurai jamais assez m'élever contre le préjugé de la viande, dont, comme de toutes bonnes choses, il faut savoir user et ne point mésuser.

La question mérite de retenir l'attention de tous, puisque d'un maladroit usage de la viande il y va, pour nous tous, d'intérêts de santé ; et, en plus, pour les classes laborieuses d'intérêts d'argent plus ou moins bien employé.

Sur le franc 25 centimes qu'affecte, en moyenne, l'ouvrier parisien à sa nourriture solide, il consacre souvent 60 pour 100 de cette dépense à l'achat de viande de boucherie, dont il consomme environ 200 grammes, pour en obtenir 3,8 pour 100 de sa ration calorigène globale !

C'est le cas ou jamais d'avertir le travailleur, que, n'en ayant pas pour son argent, il trouverait gros intérêt à aller demander l'albumine, fournie si chèrement par le boucher, soit au hareng, soit au maquereau, soit au fromage, soit au jambon fumé, soit à la raie, soit surtout aux légumes secs, toutes denrées plus riches en albumine ; toutes denrées, moins chères, plus alibiles, mieux appliquées à réparer l'usure de nos organes ; plus aptes à moins congestionner le foie, comme à moins encrasser nos appareils dépurateurs.

A propos de la méconnaissance que les ménagères parisiennes, pleines de préjugés, ont de la valeur nutritive d'une foule de denrées qu'elles trouveraient si gros intérêt à employer, nous en aurions long à dire.

Notre ENQUÊTE ne nous a-t-elle pas montré — révélation d'ordre énergétique et économique — en quelle manière de discrédit sont généralement tenus les légumes secs, le riz, les plats sucrés, les *quatre mendiants*, et les gâteaux dont le populaire ignore tellement la valeur nutritive, qu'il les traite de *futilités et de friandises* « bonnes pour gens riches ».

Et pourtant, les biscuits d'une boulangerie-pâtisserie de quartier populeux, coûtant 1 fr. 60 environ le kilo, ne contiennent guère moins de : 72 à 75 pour 100 de matières amylacées; 10 à 11 d'albumine; 9 à 10 de graisse! Leur valeur énergétique n'est pas inférieure à plus de 1000 calories par kilogramme, tandis que la valeur calorigène moyenne, pour un kilo d'aloyau de bonne qualité (coûtant plus de 3 francs, c'est-à-dire plus du double), ne dépasse guère 1000 calories!

La méconnaissance de la haute valeur nutritive des entremets et des gâteaux, s'étend au sucre, qui est loin d'avoir encore conquis sa place dans l'alimentation des gens qui peinent. Au lieu de le considérer comme un aliment, les travailleurs en font simplement un condiment « *une douceur* »; la preuve en est que ceux de nos enquêtés, qui mangeaient du sucre, en prenaient peu, un morceau (sept grammes) ou un demi morceau, dans toute la journée! Et pourtant, comme l'a montré notre illustre physiologiste M. Chauveau, le sucre est l'aliment énergétique par excellence, presque immédiatement utilisable pour l'organisme. Aussi la consommation, par travailleur et par jour, du sucre, coûtant actuellement, à Paris, même prix que le pain, devrait-elle être au moins de 40 à 60 grammes, représentant 6 à 8 morceaux sciés. Le sucre peut se substituer à l'alcool du vin avec avantages économiques et hygiéniques tels, que 9 à 10 morceaux équivalent en énergétique, à un demi-litre de bon vin naturel contenant, en moyenne, 35 à 40 grammes d'alcool environ. Ces 10 morceaux de sucre scié, et ce demi-litre de bon vin, achetés chez le même épicier, représentent : pour le sucre, une dépense de cinq centimes; pour le demi-litre de vin, une dépense de vingt ou vingt-cinq centimes!

A propos de préjugés alimentaires, contre lesquels mes collaborateurs et moi nous ne cessons de réclamer; à côté du préjugé par excès de la viande; à côté du préjugé par défaut des légumes secs, des pâtisseries, des fruits sucrés, il en est un autre, celui-ci encore par excès, contre lequel, partout et toujours, nous livrons le bon combat. C'est le préjugé qui fait, à tant de gens, boire trop de vin. Notre Enquête ne nous a-t-elle pas montré que les travailleurs de la capitale, buvant par jour plus de trois litres de vin, étaient légion. C'est ainsi, à ne parler que du vin (sans aborder la question des apéritifs, sur laquelle tous les médecins, sans exception, sont intransigeants) que tant de parisiens, sans s'en douter, tombent dans l'alcoolisme, un peu à la faveur du préjugé que le vin est le type de la boisson... *hygiénique*; ainsi, du reste, l'ont proclamé les dégrèvements d'Octroi parisien. Je dis préjugé, parce que, si, d'une part, le vin n'est pas naturel, et que, d'autre part, on le consomme en fortes quantités, il cesse d'être hygiénique. Je dis encore préjugé, parce que, pour aliment et stimulant incontestable — dont il faut savoir se servir sans abuser — que soit le vin, par l'alcool, par les arômes et par les sels qu'il contient, c'est un aliment relativement cher, offrant assurément plus d'inconvénients que d'avantages, *dès que le travailleur consomme plus de son litre dans la journée.*

C'est justement, parce que, pris en mangeant, en quantité rationnelle, raisonnable, le bon vin naturel est un aliment, un facteur d'énergie, *qu'il a sa place sur nos* Indicateurs Alimentaires, et que nous en permettons un litre à notre terrassier, trois quarts de litre à notre menuisier, et que nous nous en octroyons à nous-même un demi-litre au travers de toute la journée.

Pourquoi, dira-t-on, un litre de bon vin naturel au terrassier? Parce que les 80 grammes d'alcool qu'il y trouvera, équivalent à 550 calories, ce qui fait que son litre de vin, à prendre en mangeant, coupé d'eau, — qui pourrait être bon, qui devrait être naturel, la France et l'Algérie, ayant, en 1906, produit 58 millions d'hectolitres, et qui peut être vendu à Paris, au détail, chez le marchand de vins, trente centimes, — équivaut à une livre de viande de boucherie coûtant environ un franc cinquante!

C'est pourquoi, dans ce beau pays de France, je me refuse plus que jamais à me ranger du côté des abstentionnistes, gens intransigeants, d'humeur grise. Je me refuse à ne pas vouloir tirer de nos vignobles aussi les énergies qu'y accumule le Soleil.

Pourquoi, sagement, ne pas user, à nos repas, d'une bouteille de bon vin naturel, quand nous y pouvons trouver le huitième environ de notre ration globale? Pourquoi, à la fin d'un repas, dans un petit verre d'excellente eau-de-vie naturelle, ne pas chercher de quoi produire, avec l'utile, l'agréable excitation que l'on sait : agréable caresse au palais, douce chaleur au ventre, clarté dans les idées, joie au cœur, gaieté dans l'humeur?... *vinum lætificat cor hominum.*

L'homme sage et sobre, comme le médecin averti, fuyant toute extrémité ; permettant aux repas l'usage du vin naturel et proscrivant son abus ; se tenant à l'écart des abstentionnistes ; combattant à outrance les trop buveurs d'alcool, a le droit de répéter, ce que j'allais redire, sans écho du reste, au récent Congrès International Antialcoolique de Stockholm...

La parfaite raison fuit toute extrémité,
Et veut que l'on soit sage avec sobriété[1].

Peut-être trouvez-vous longs et fastidieux les calculs que je viens de vous faire sur les substitutions et les équivalences d'Énergétique, par rapport aux prix des denrées les plus communément demandées sur le marché parisien? Ces calculs pourtant sont du plus haut intérêt ; ils font entrevoir : comment, en vertu de l'offre et de la demande (par les progrès de l'agriculture, par l'abaissement des tarifs de transport, par la rapidité des voies de communication, etc.), ne pourront manquer de s'améliorer les conditions de la vie matérielle ; comment, dans le budget des petites gens, s'annoncent d'heureuses révolutions. J'entrevois, pour les ménagères averties et renseignées, des *boni* qu'elles sauront réaliser, tout en composant leurs Menus avec « *du meilleur et du plus nourrissant* ». Ces *boni* iront augmentant

1. Molière. *Le Misanthrope.*

avec les progrès par exemple, de la pisciculture, de la fruiticulture scientifiquement conduits. Dans cet ordre d'idées ne voyons-nous pas couramment figurer sur les tables modestes des denrées dont la consommation, ces années dernières encore, semblait réservée aux privilégiés ? N'est-ce pas le cas des bananes, fruits savoureux et nourrissants, offerts dans les rues de Paris, à des prix abordables ? Pour deux ou trois sous, mangeant une banane du poids de 100 à 115 grammes, le consommateur n'y trouve-t-il pas : plus de 1 gramme d'albumine ; plus de 0,60 cent. de graisse, et plus de 22 grammes d'hydrocarbonés ?

Il est bien d'autres denrées dont l'usage s'imposera dès que l'importation en deviendra facile et courante. Ce sera bientôt le fait du beurre de coco dont la valeur alimentaire et l'emploi culinaire sont des meilleurs. Toutes les ménagères ne tarderont pas à accueillir sur leur table la cocose quand, la payant un peu plus d'un franc le kilo, elles s'apercevront que la nouvelle graisse végétale leur revient, à Paris, deux fois moins cher qu'elles ne paient souvent les deux livres de beurre.

Assurément que maints progrès se réaliseront dans l'alimentation, comme il s'en est fait dans la locomotion, comme il s'en fait dans toutes les manifestations de la vie moderne. Cela grâce aux enseignements et aux découvertes accumulés des agronomes, des zootechniciens, des physiologistes et des chimistes, qui, plus que vous ne pensez, travaillent pour vous, Mesdames, dans leur laboratoire, où, pour rappeler le dire de Berthelot, « se fait, pour le meilleur de l'accroissement des richesses sociales, l'union intime entre la science pure et la science appliquée ».

Dans cet ordre d'idées, n'est-ce pas des magnifiques travaux de M. Grandeau et des belles analyses de M. Alekan, que sont sorties les applications des substitutions et des équivalences alimentaires qui ont révolutionné l'alimentation du cheval ? C'est à cela que je faisais allusion au début de la conférence, quand je disais le cheval plus rationnellement, plus sainement, plus économiquement nourri que l'homme !

La chose est si vraie que la Compagnie Générale des Petites Voitures a rompu avec le préjugé du foin, comme nous demandons que l'alimentation humaine RÉDUISE l'appel fait à la viande de boucherie, aussi bien que l'appel fait aux matières protéiques en général, celles-ci figurant, à mon sens, en trop forte quantité dans la plupart des rations réglementées par les Traités de Physiologie humaine.

La Compagnie Générale des Petites Voitures, renonçant totalement au foin et en grande partie à l'avoine, se met à nourrir aujourd'hui sa cavalerie avec :

de la paille, de la tourbe mélassée,
des petits pois, des caroubes,
des féverolles, du maïs et des tourteaux.

Ces diverses denrées sont choisies et mélangées, non seulement d'après leur valeur nutritive, mais encore d'après leur valeur marchande, si bien que la qualité des rations des chevaux a pour premiers principes de suivre les fluctuations du marché. Ce sont celles-ci, ce sont les cours des matières alimentaires qui commandent le jeu des substitutions et des équivalences alibiles d'après des règles établies dans les laboratoires de la Compagnie, par ses physiologistes et ses chimistes.

Sevrant ses chevaux de foin, et cela au grand étonnement, comme au plus grand scandale des cultivateurs, la Compagnie Générale des Petites Voitures se vante avec raison de faire : meilleurs et plus vites ses chevaux; plus riches ses actionnaires. De fait, depuis plusieurs années, ce sont, annuellement, plusieurs centaines de mille francs qu'on trouve moyen, tout en l'améliorant, d'économiser sur la nourriture de la cavalerie !

Cet exemple d'une alimentation étudiée scientifiquement, fixée rationnellement, distribuée économiquement chez les animaux, plus et mieux que chez l'homme, n'est pas seulement à invoquer pour la Compagnie Générale des Petites Voitures.

Ce qui se passe dans l'armée en est une autre preuve. Les calculs auxquels nous nous sommes livré au sujet de la nourriture

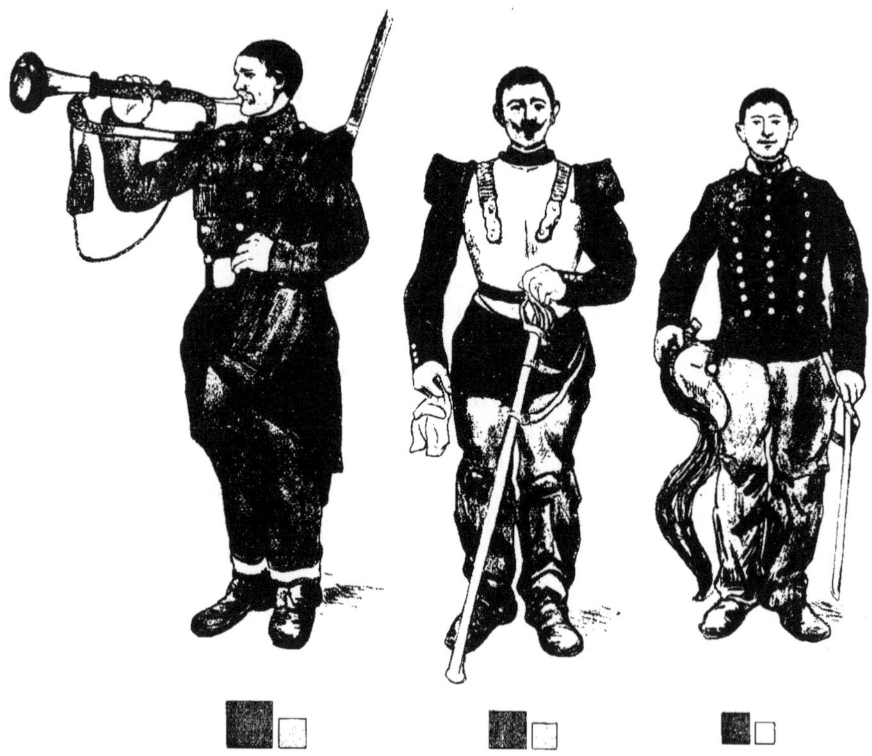

Quantités proportionnelles d'hydrocarbonés et de graisses manquant au grand lignard, au cuirassier, au dragon, la ration azotée leur étant bien suffisante, comme au hussard et au petit lignard.

donnée, en temps de paix, aux chevaux et aux hommes des différentes armes sont d'autant plus suggestifs qu'ils nous intéressent tous ici, nous, comme appelés à servir dans la Médecine Militaire; vous, Messieurs, comme appartenant à l'armée, soit par vous-mêmes, soit par vos fils, soit par vos frères.

Calculant la ration réglementaire, sur le pied de paix, de cinq hommes qui sont alignés sous vos yeux : petit lignard de 1 m. 55, hussard de 1 m. 65, dragon de 1 m. 70, cuirassier de 1 m. 80,

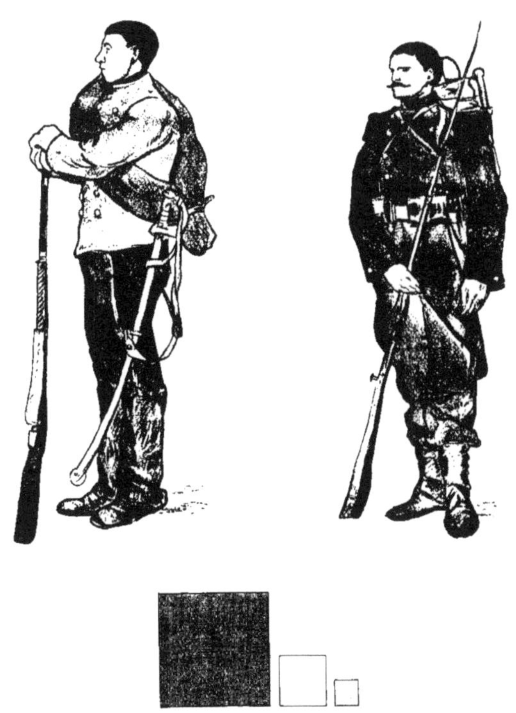

Ration réglementaire de l'armée de terre. Temps de paix.
Fournissant 2878 calories.

1. Hydrocarbonés, sucre	608	grammes.
2. Matières azotées	112	—
3. Graisses	11	—

grand lignard — clairon de 1 m. 85; calculant, d'après le nombre de calories exigées par le poids moyen de ces hommes, j'ai tenu à savoir (comme nous l'avions fait pour nos ouvriers dans notre Enquête de l'hôpital Laënnec), si la ration réglementaire était, ou n'était pas, suffisante pour maintenir en forme chacun de mes soldats, et pour leur prêter les quantités de chaleur et d'énergétique qu'ils devront dépenser au travers de leurs douze heures de travail quotidien, durant lesquelles le corps, s'il ne s'use pas, ne peut pas ne pas se fatiguer?

Vous connaissez la ration du troupier français à la caserne; elle équivaut à 2 878 calories, fournies par :

112 grammes d'albumine;
11 grammes de graisse;
620 grammes d'hydrocarbonés et de sucre;
le tout emprunté à :
750 grammes de pain de troupe;
250 grammes de pain de soupe;
320 grammes de viande de boucherie;
500 grammes de légumes;
10 grammes de sucre;
10 grammes de café noir;

or, ces 2878 calories alimentaires, comptées dans la ration réglementaire, *uniforme pour toute l'armée de terre*, visent aussi bien la grosse cavalerie, la cavalerie de ligne, la cavalerie légère, l'artillerie de forteresse ou montée, que les lignards et les chasseurs à pieds, sans préoccupation de taille, de poids, d'armes, de fatigues et de corvées.

Ces 2878 calories, plus que suffisantes pour les besoins du petit lignard de 1 m. 55, arrivant à la caserne à vingt ans, et appelé à grandir sous les drapeaux; satisfaisantes pour le hussard de 1 m. 65; cessent d'être valables pour le dragon; deviennent particulièrement déficitaires pour le cuirassier, comme insuffisantes pour le grand lignard, pour le clairon de 1 m. 85, que sa taille a fait refuser aux cuirassiers, de peur que, de son poids lourd, il n'éreintât son cheval!

L'insuffisance touche notoirement les cuirassiers et les dragons plus que les lignards. Chez ceux-ci, on peut dire, que petits et grands picorant dans le même *rata* du soir et, à 10 heures, puisant confraternellement à la même soupière, y prennent une part proportionnelle, le grand lignard bénéficiant de ce que le petit paraît avoir de trop. Pour les cuirassiers et les dragons, il n'en va plus de même, puisque, dans l'escadron, les hommes sont tous grands, ayant été répartis dans chacune des armes spéciales au prorata de leur taille et de leur poids réglementaire. Cuirassiers et dragons, tout en ayant le *devoir* d'être plus grands et plus lourds que hussards et lignards, n'ont pas droit à plus d'hydrocarbonés et de graisses!

Les matières azotées (112 grammes) surabondantes pour les petits hommes, restent plus que suffisantes même pour les soldats les plus corpulents, même pour les dragons et pour les cuirassiers; la preuve en est, qu'aux côtés d'aucun des hommes vous ne voyez de carré clair représentant les matières albuminoïdes. Par contre, dès que l'on analyse, par exemple, la ration servie au dragon, on trouve la ration en déficit de 296 unités sur la quantité globale de calories; lequel déficit, pour être comblé, exigerait une ration en surplus, qui, faite de graisses, d'hydrocarbonés et de sucre, se chiffrerait par : 17 grammes de matières grasses, et 40 grammes d'hydrocarbonés.

Pour ce qui est du *cuirassier* de 1 m. 80, pesant près de 80 kilos, sa nourriture réglementaire, en déficit de 508 calories demanderait, pour être rationnelle, à s'accroître de 28 grammes 8 de graisses, et de 668 grammes 8 d'hydrocarbonés.

Enfin, pour ce qui est des grands lignards, de 1 m. 80 ou de 1 m. 85, comme notre clairon, pesant 86 kilos, à son arrivée à la caserne et mis à la ration réglementaire, ils se trouvent en déficit de 760 calories; tout comme notre grand lignard serait mal habillé, sa tunique lui venant à la ceinture et son pantalon au genou, s'il n'y avait aux magasins plusieurs tailles de vêtements, plusieurs pointures de chaussures, de même qu'il y a jusqu'à

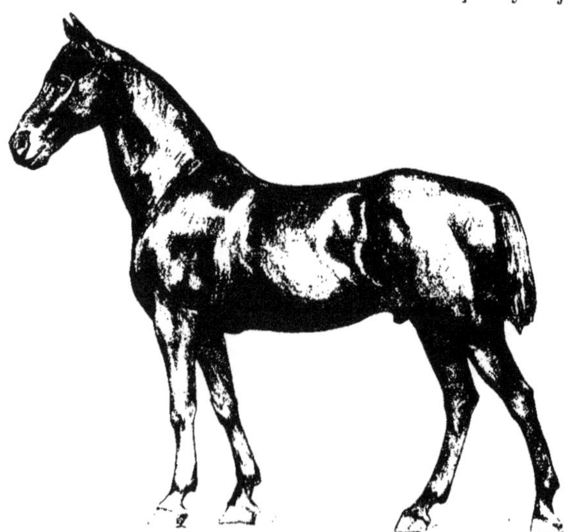

Cheval de cuirassier : Taille 1 m. 62. Poids : 514 kilos 500.

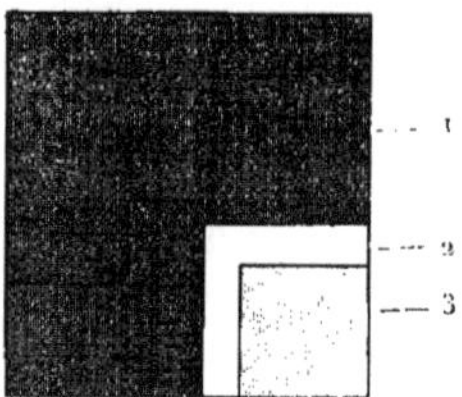

Ration réglementaire en temps de paix : avoine, foin, paille fournissant 31 283 calories.

1.	Carré noir : Hydrocarbonés	6380 grammes.
2.	Carré blanc : Albumine	834 —
3.	Carré gris : Graisses	353.95 —

4 tailles de cuirasses..., alors qu'il n'y a qu'une ration uniformément égalitaire! La logique, conforme à la physiologie deman-

derait que le déficit de 760 calories, dans lequel tombe le clairon, fût comblé par un supplément quotidien d'environ 43 grammes de matières grasses et 100 grammes d'hydrocarbonés et de sucre :

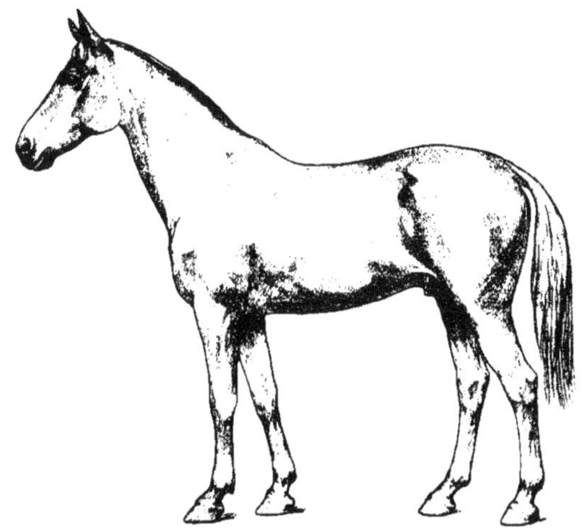

Cheval de hussard : Taille 1 m. 51. Poids : 240 kilos 600.

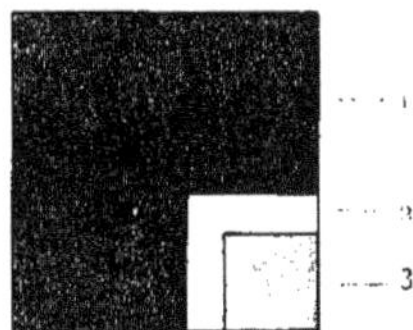

Ration réglementaire en temps de paix : avoine, foin, paille, fournissant 26302 calories.

1. Carré noir : Hydrocarbonés . . . . 5412 grammes.
2. Carré blanc : Albumine 682
3. Carré gris : Graisses 285.2

suppléments à consommer sous forme d'un prêt, par exemple, de 50 grammes de beurre, de pain, de pommes de terre ou de sucre dans le café. C'est ce surplus de rations que figurent proportionnellement les carrés gris et noirs dont, page 35, sont flanqués notre dragon, notre cuirassier et notre clairon.

A propos de la ration réglementaire, uniforme pour tous les hommes de l'armée de terre, je vous ferai remarquer qu'il en va tout autrement pour les rations des chevaux, celles-ci différant pour la grosse cavalerie, et pour la cavalerie légère. Vous pouvez en juger par les carrés clairs, gris et noirs placés à côté de chaque cheval pour imager les rations : de matières azotées ; de graisses, d'hydrocarbonés et de sucre distribuées au cheval de cuirassier et au cheval de hussard, au prorata de leur poids, de leur taille et du travail qu'ils ont à fournir.

Le cheval de cuirassier, d'une taille de 1 m. 62 ; du poids de 514 kilos 500, trouve dans sa ration d'avoine, de foin et de paille 31 283 calories ; tandis qu'au cheval de hussard, mesurant 1 m. 51, et pesant 240 kilos 600 — soit 94 kilos de moins que la bête de grosse cavalerie — il est alloué une ration inférieure de près de 2 kilos, ration de 26 302 calories, à fournir : par 682 d'albumine, 285 grammes de graisses, et 5412 grammes d'hydrocarbonés et de sucre.

Cette différence dans les rations est logique, puisque le chargement du cheval de cavalerie légère est singulièrement inférieur au chargement des chevaux de cuirassiers, montés par des hommes pesant souvent 80 kilos, poids que viennent accroître ceux d'un lourd paquetage, du casque, de la latte et d'une cuirasse pesant jusqu'à 7 kilos.

J'ajoute, comme médecin, que l'*Hygiène Alimentaire* est mieux observée pour les chevaux que pour les hommes. A l'heure de *la botte*, à 4 heures du soir, après l'abreuvoir, les chevaux reçoivent une distribution de fourrages calculée, toujours la même, qu'ils auront tout le temps de manger et de digérer, bien avant que, le lendemain matin, on les mène soit au manège, soit au terrain de manœuvre. Pour les chevaux, rien n'est laissé à l'imprévu, à la fantaisie ou à l'incurie ; cependant, les hommes peuvent, le matin, sortir de la chambrée sans avoir pris une nourriture qui n'est ni réglementée, ni surveillée. De ce que le *quart* de café arrive, sur le coup de 6 heures, dans les chambrées, rien ne force le soldat — *pour faire saucette* — à tremper dans son *quart* parcimonieusement sucré, une tranche de pain taillée dans sa boule de son, qui, si elle pèse 75 ou 80 grammes, peut arriver à représenter 180 calories environ. C'est avec cette maigre ration de calorique et d'énergétique que le jeune soldat devra, jusqu'à l'heure de la soupe, jusqu'à 10 heures, par les matinées froides d'hiver, faire face aux travaux fatigants du pansage, du manège, des corvées et de l'exercice!

Nos grands soldats, nos cuirassiers et nos dragons, ont-ils vraiment, dans le temps et dans la forme, une suffisance d'alimentation qui leur permette de renouveler une énergétique largement dépensée pendant les 13 heures qui séparent le *rata* du soir, de la soupe de 10 heures du matin? On conviendra qu'il y a, dans le fond comme dans la forme de l'alimentation, peut-être quelque chose à reviser? Il y a là, croyons-nous, matière à quelques réformes, aussi désirables que faciles, et ce sujet, comme beaucoup d'autres, devra être l'objet des préoccupations de la *Commission Consultative de l'Alimentation Militaire* fort opportunément installée au Ministère de la Guerre, et où sont centralisés, parmi d'autres études concernant l'Hygiène Alimentaire Militaire, certains des travaux que nous avons vu présenter au 1er Congrès International d'Hygiène Scientifique Alimentaire, par le commandant Perrier et par le médecin-major Drouineau.

Le trop long espace écoulé, entre le *rata* du soir et l'heure du maigre café du petit matin, est d'autant plus regrettable, à mon sens, que, aujourd'hui, par ce temps où les machines réduisent singulièrement le travail de force imposé dans les campagnes aussi bien que dans les villes, à la majeure partie des ouvriers; par ce temps, où la multiplication des moyens de transport (chemins de fer de petite communication, tramways de pénétration, bicyclettes) a déshabitué nos recrues de marcher, comme de faire des efforts musculaires prolongés, la vie de caserne devient, bien plus qu'autrefois, et d'emblée, l'occasion de manières de surmenage.

Les dépenses musculaires faites à la caserne ne sont-elles pas, pour la plupart des *bleus*, brusquement, toutes autres que le travail auquel ils se livraient la veille, dans le civil, à l'atelier, à l'usine, au comptoir, au bureau, au magasin, comme dans les écoles professionnelles? C'est même, dans cette manière de surmenage imposé par les instructeurs (du fait de la réduction de durée du service par les lois nouvelles), que nous avons, nous autres médecins, à craindre de rencontrer un nouveau facteur de morbidité militaire? Est-ce que les instructeurs ne sont pas obligés, dans un temps moindre, d'obtenir des recrues une somme d'efforts et d'entraînement supérieurs à ce qu'ils faisaient hier, alors que les mois d'instruction étaient moins comptés? Alors que l'entraînement pouvait se faire progressif et ménagé, le surmenage n'était-il pas plus facile à éviter?

Je n'insiste pas, mais vous avez compris de quelle importance, aujourd'hui plus que jamais, sont pour l'armée aussi, les moindres détails d'une alimentation rationnellement calculée et scientifiquement conduite. Si l'on a pu dire, avec les plus grands Capitaines, que « les tambours et les trompettes ayant beau faire, les boulangeries règlent le pas des soldats », je pourrais penser, avec non moins de raison, que « la jeunesse, la force, la santé, l'entrain de nos recrues auront beau faire, les boulangeries règleront toujours leur vigueur, et toujours resteront leur meilleure sauvegarde. C'est l'Alimentation *rationnelle* qui défendra nos recrues contre le surmenage. Les boulangeries, en dépit des fatigues, maintiendront nos soldats en état de résistance, leur permettant de devenir une proie moins facile pour les pandémies, pour la fièvre typhoïde, pour la tuberculose ».

J'espère en avoir assez dit, au cours de cette conférence, pour vous ouvrir les yeux sur la question si haute et si importante de l'Hygiène et de l'Éducation Alimentaires qui, à l'heure présente, semble commencer à passionner un peu tout le monde; et autour de laquelle commence à se faire un mouvement d'opinion des plus heureux. Mouvement d'opinion servi de toutes manières, et par toute une série de bonnes volontés. Des études de toutes sortes, des livres (tel le plus récent, celui de nos confrères Henri Cazalis et Lucien Graux), des congrès, des Revues spéciales, des Coopératives, des Restaurants populaires, des Sociétés, telle la Société Scientifique d'Hygiène Alimentaire et de l'Alimentation Rationnelle de l'homme, reconnue d'utilité publique (loi du 27 juillet 1904) et présidée par le Dr H. Ricard, sénateur; des Écoles enfin, se fondent, paraissent, s'ouvrent chez nous, comme à l'étranger, se consacrant à une Œuvre par laquelle il semble qu'on aurait dû commencer, *apprendre à l'homme à rationnellement s'alimenter*, afin de « se tenir bien portant, et point ne tomber malade ».

Toutes ces études serviront à documenter l'Enseignement Ménager, fondé en France en 1873 dans la ville du Sacre par l'initiative d'une Rémoise femme d'intelligence et de cœur; Enseignement Ménager, qui rapidement développé, en certains pays, notamment en Belgique, en Scandinavie, en Allemagne, en Amérique, devient chez nous l'objet de la vive sollicitude de tous ceux qui ont charge d'éducation publique.

Cet enseignement ne se contentera plus d'apprendre : la gérance du gain de l'ouvrier; le meilleur emploi à donner à son salaire; la bonne tenue de la maison; il comportera l'étude pratique de l'Alimentation Raisonnée, afin de conserver la santé de l'ouvrier, et *d'assurer la plus-value de son travail.*

L'Hygiène Alimentaire trouvera, désormais, place prépondérante dans cet Enseignement Ménager, dont la nécessité, proclamée dans leurs écrits, dans leurs cours et dans leurs Œuvres, par MM. Paul Strauss, Huc, E. Cheysson, Buisson, Bayet, Jules Siegfried, Leune; par Mmes Seignobos, Paquet-Mille, Glias, Pauline Kergomard, Sourdillon, E. Demailly, Augusta Moll-Weiss,

Diesbach, R. Fouret. Mlles Bourget, Gournaud, de Paris, Mme Guelliot, de Reims, et d'autres,.... s'étant trouvées à la peine, elles mériteraient l'honneur que je les nomme.... est aujourd'hui reconnue par tous ceux qui voient dans l'Éducation Domestique (apprenant à la femme à veiller sur son foyer), une des meilleures sauvegardes de la santé morale et physique de notre pays.

Mesdames, Messieurs,

Vous avez entendu toutes les considérations qui se groupent autour de cette vaste question de l'Alimentation Rationnelle. Vous avez saisi les divers intérêts qu'elle commande, les problèmes sociaux qu'elle soulève. Vous avez compris que l'Alimentation Rationnelle se résoud en une question d'offre et de demande; la demande étant faite par les Physiologistes, l'offre faite par les Économistes.

Si, envisagée à travers la vie des collectivités, l'alimentation apparaît comme une question économique, il ne faut pourtant pas perdre de vue que l'alimentation repose sur des bases physiologiques, et, qu'à ce titre, son étude scientifique se réclame de la Médecine.

C'est que, aujourd'hui, la Médecine déborde les limites que lui connurent nos pères. Par une plus exacte entente de la richesse que représente la santé pour l'individu, pour la famille et pour la Société; une place nouvelle est conquise, parmi les sciences sociales, par la Médecine.

Le médecin ne reste plus confiné dans l'étude et la guérison des malades: ses connaissances positives de la nature humaine lui permettent de s'appliquer à l'organisation scientifique de la vie humaine.

Naguère, le médecin se chargeait seulement de soigner les maux qui nous accablent : aujourd'hui, l'ambition lui est venue de les prévenir. Par la lutte qu'il entreprend contre les fléaux du temps présent, contre l'Alcoolisme, la Tuberculose et la Syphilis, le rôle social du médecin s'affirme devant la conscience publique ; aujourd'hui, ses efforts visent haut et portent loin.

C'est à la Médecine qu'on vient demander les règles de la vie physique et morale saine.

Tout en restant, comme nos pères, des guérisseurs de malades, nous devenons — par le fait que nous sommes préposés à l'organisation de la santé — des *empêcheurs* de maladies.

N'est-ce pas le médecin : par les enseignements de la Puériculture ; par la codification de l'Alimentation, du Travail et du Repos ; par l'Éducation Hygiénique donnée dans toutes les écoles ; par la Prévention des maladies évitables ; n'est-ce pas le médecin, qui peut le mieux, fortifiant la Société, améliorer le sort de l'individu et de l'espèce ?

N'en avait-il pas la prescience, Descartes le philosophe, lorsque, au XVIIe siècle déjà, il écrivait... « Principalement aussi, pour la conservation de la santé, laquelle est sans doute le premier bien et le fondement de tous les autres biens de cette vie, s'il est possible de trouver quelque moyen qui rende communément les hommes plus sages et plus habiles qu'ils n'ont été jusqu'ici, je crois que c'est dans la Médecine qu'on doit le chercher. »

TRAVAUX D'HYGIÈNE SOCIALE

Mesures d'ordre législatif, administratif et médical, prises dans les divers pays, pour la protection de la santé et la vie de la première enfance. — *Rapport au Congrès international d'Hygiène et de Démographie à Paris*, 1889, par MM. L. Landouzy et Napias.

Prédispositions tuberculeuses, innées ou acquises, envisagées dans leurs rapports avec le diagnostic précoce et la prophylaxie de la tuberculose humaine : *Comptes rendus du Congrès pour l'étude de la tuberculose. Paris*, 1888.

De la mortalité parisienne du premier âge (enfants de 1 jour à 2 ans) : **ses rapports avec la tuberculose.** *Revue de médecine*. 1888.

Les logements et la tuberculose des sous-employés des hôpitaux de Paris. — *Rapport à la Commission spéciale de la tuberculose, instituée en* 1896, *par le Directeur de l'Administration de l'Assistance publique.*

Morbidité et mortalité tuberculeuses des employés des postes et télégraphes des bureaux de Paris. — *Comptes rendus de l'Académie de médecine*, 7 juin 1898.

Phtisie et collectivités : La fréquence de la tuberculose chez les gardiens de la paix parisiens. *Comptes rendus de l'Académie de médecine*, 1898.

La défense contre la tuberculose. — Armes préventives : les colonies scolaires de vacances; assistance marine; sanatoriums et hôpitaux marins. Extrait de *la Presse médicale*, octobre 1901.

La lutte contre la tuberculose : maladie contagieuse, évitable, curable. Conférence faite à Lille, 20 décembre 1901 ; à la demande de la Société industrielle du Nord. (Épuisé).

Préface au Livre de M. Louis Comte, secrétaire général, fondateur de l'**Œuvre des enfants à la montagne** : *Saint-Étienne*, 1902.

La tuberculose, maladie sociale. Conférence faite à la Sorbonne le 5 mars 1903 sous le patronage de *la Société des Amis de l'Université de Paris.* (Épuisé).

Notes d'un voyage médical en Danemark, avec figures; Maretheux, 1904. (Épuisé.)

L'état de la tuberculose, dans les petites villes, bourgades et communes de France; avec une carte : d'après l'enquête faite auprès de 9900 médecins de France, de Corse et d'Algérie; en collaboration avec le Dr J. Weill-Mantou. *Comptes rendus du Congrès international de la tuberculose de Paris*, 1905, t. II.

La tuberculose des buandiers, blanchisseurs, buandières, blanchisseuses et repasseuses de la banlieue parisienne. Enquête portant sur 1590 professionnels soignés à l'hôpital Laënnec de 1900 à 1904. *Comptes rendus du Congrès international de la tuberculose de Paris*, 1905, t. II.

Carte en couleurs. Colonies de vacances : 206 *colonies d'enfants pour* 22316 *enfants*; en collaboration avec le Dr Sersiron, 1905.

Carte en couleurs, les Jardins ouvriers français : 96 *villes possédant* 6453 *jardins ouvriers; surface* 269 *hectares*; en collaboration avec le Dr Sersiron, 1905.

Carte en couleurs de l'Armement antituberculeux. *Protection des menacés; traitement des atteints de tuberculose, 2e édition; la première carte dressée en 1902 pour le Congrès de la tuberculose de Londres*; en collaboration avec le Dr Sersiron.

La mortalité parisienne par tuberculoses, il y a vingt ans. Graphiques. *Comptes rendus du Congrès international de la tuberculose de Paris*, 1905, t. II.

Aperçus de Médecine Sociale. Extrait de la *Revue de Médecine*, novembre 1905.

Conseils d'Hygiène (*imprimés, à la demande de l'Alliance d'Hygiène sociale, au recto et au verso du Livret des sociétaires*) **aux Mutualistes.** Paris, 1906.

Enquête sur l'Alimentation d'une centaine d'ouvriers et employés parisiens, par L. Landouzy, professeur, Henri et Marcel Labbé, chefs de laboratoire de la Clinique médicale Laënnec, 1 brochure gr. in-8°, avec tableaux. 1905. (Épuisé).

Tableaux d'Education Alimentaire : *Alimentation rationnelle et économique des Travailleurs parisiens*, par MM. L. Landouzy, Henri et Marcel Labbé, de la Clinique médicale Laënnec. — Deux planches murales imprimées recto verso sur papier-toile très fort, munies d'œillets (format 1m10 sur 1m00), formant quatre tableaux. *Les quatre tableaux ensemble* . . . . 10 fr.

Réduction des Tableaux d'Education alimentaire. 4 planches, format in-4°. *Les quatre tableaux* . . . . 4 fr.

Remarques sur l'application et la portée de la loi du 14 juillet 1905, relative à l'Assistance obligatoire. Extrait de *la Presse Médicale*, 1905.

Poussières et tuberculose : Morbidité et Mortalité tuberculeuses des Menuisiers, Emballeurs et Parqueteurs. *La Presse Médicale*, 7 mars 1906

De l'irrationnel et de l'insuffisant dans l'alimentation des ouvriers et employés parisiens. De la nécessité d'une éducation alimentaire donnée dans toutes les écoles. Extrait des comptes rendus du 1er *Congrès international d'Hygiène Alimentaire*. Paris, 1906.

Conférence sur **l'Alcoolisme, péril social** : faite à la Sorbonne, 13 avril 1907, amphithéâtre Richelieu, pour la Section des Écoles de la Ligue Nationale contre l'Alcoolisme.

L'Alcool et les Boissons alcooliques : leur place dans l'Alimentation rationnelle. Rapport présenté au *Congrès International antialcoolique de Stockholm* — **Section scientifique** — par MM. L. Landouzy et Henri Labbé. Juillet-Août 1907.

La loi de 1905 sur l'Assistance obligatoire aux septuagénaires, et l'Alimentation rationnelle du vieillard assisté. Extrait de *la Presse Médicale*, 1907.

La Lutte antituberculeuse en France, 1906-1907. *Comptes rendus de la VIe Conférence internationale de la Tuberculose. Vienne, septembre* 1907.

Les voies de pénétration de la tuberculose : voie respiratoire ; voie digestive ; voie conceptionnelle. *Rapport à la Conférence internationale de la Tuberculose. Vienne*, 1907.

61 671. — Imprimerie Lahure, rue de Fleurus, 9, à Paris.

www.ingramcontent.com/pod-product-compliance
Ingram Content Group UK Ltd.
Pitfield, Milton Keynes, MK11 3LW, UK
UKHW020437180726
13839UKWH00004B/1545